NOTICE MÉDICALE

SUR

ENGHIEN-LES-BAINS

PRÈS DE PARIS

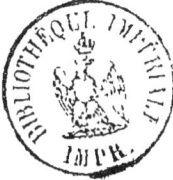 (SEINE-ET-OISE)

———

CHEMIN DE FER DU NORD

20 MINUTES DE PARIS

———

PARIS

IMPRIMERIE DE JOUAUST PÈRE ET FILS

RUE SAINT-HONORÉ, 338

—

1862

NOTICE MÉDICALE

SUR

ENGHIEN-LES-BAINS

(SEINE-ET-OISE)

Nous voulons, dans cette courte Notice, rappeler aux médecins les avantages que l'on peut retirer des eaux d'Enghien dans certaines maladies déterminées.

La thérapeutique des eaux sulfureuses est suffisamment connue pour que l'on soit en droit d'en tirer des déductions pratiques. Nous n'établirons pas de parallèle entre les eaux d'Enghien et les eaux analogues; quoique l'analyse chimique établisse entre elles des différences notables, il n'en est pas moins vrai que les unes et les autres s'adressent à des maladies identiques, et que toutes comptent un grand nombre de succès.

Il est cependant certaines individualités auxquelles les unes conviennent mieux que les autres, sans que l'observation ait pu déterminer d'une manière exacte les cas dans lesquels les eaux des Pyrénées, par exemple, soit mieux appropriées que celles d'Enghien.

D'après M. le docteur de Puisaye (1), lorsque l'élé-

---

(1) *Des eaux d'Enghien au point de vue chimique et médical*, par le docteur de Puisaye, inspecteur, et le docteur C. Leconte. Paris, 1853.

ment lymphatique ou scrofuleux prédomine, les eaux d'Enghien paraissent avoir plus d'énergie et d'action, et modifier d'une manière plus sensible l'état morbide local.

Nous allons passer rapidement en revue les maladies auxquelles les eaux d'Enghien sont surtout applicables ; nous indiquerons les résultats auxquels est arrivé M. le docteur de Puisaye, et qu'il a fait connaître dans l'ouvrage qu'il a publié en 1853 (1).

1° *Scrofule.* — *Lymphatisme.* — *Débilité.* — Les eaux d'Enghien, en raison de leurs propriétés toniques et profondément modificatrices, sont essentiellement applicables à la scrofule et à toutes les maladies qui en dérivent. Elles s'adressent tout aussi bien à l'état scrofuleux proprement dit qu'à ses manifestations pathologiques, soit que celles-ci se produisent sur la peau, les glandes ou les viscères ; il n'y a de contre-indication que dans les diverses formes de l'état aigu.

Si, dans ce que l'on est convenu d'appeler le *lymphatisme,* les eaux d'Enghien ont une action moins directe que dans la maladie précédente, elles n'en constituent pas moins un adjuvant précieux au traitement tonique. Ce que nous disons ici s'applique également aux individus qui ont été débilités soit par des maladies longues, des pyrexies ou des excès de tout genre.

2° La *diathèse tuberculeuse* est efficacement combattue par les eaux d'Enghien.

(1) De Puisaye et Leconte, ouvrage cité.

Ce n'est pas à dire que les eaux sulfureuses, pas plus que d'autres, guérissent la phthisie, non plus que les autres manifestations de cette redoutable diathèse; mais elles semblent avoir sur l'organisme une action conservatrice, en ce sens que, par la vitalité nouvelle imprimée aux organes, elle les met à l'abri, au moins pour un certain temps, d'une désorganisation nouvelle. M. le docteur de Puisaye a vu et bien d'autres, comme lui, ont constaté que la phthisie s'arrête, et pendant un temps assez long, sous l'influence de la médication sulfureuse.

A quel moment les eaux d'Enghien doivent-elles être employées dans la phthisie? Il résulte des observations recueillies par M. de Puisaye et d'un travail du même auteur, lu à la Société d'hydrologie médicale de Paris (1), que la période la plus favorable à l'emploi de la médication sulfureuse est celle où les tubercules passent à l'état de ramollissement. C'est ici le moment de parler de cette propriété spéciale des eaux sulfureuses, qui consiste à agir sur les engorgements pulmonaires et à hâter leur résorption, aussi bien qu'à faciliter par l'expectoration l'expulsion de la masse tuberculeuse ramollie, et y favoriser à l'aide d'un travail organique la cicatrisation des cavernes.

C'est ainsi que l'on peut comprendre ces guérisons apparentes de phthisie se prolongeant quelquefois pendant

---

(1) *Du traitement de la phthisie pulmonaire par les eaux minérales sulfureuses*, par le docteur de Puisaye. (Extrait des *Annales de la Société d'hydrologie médicale de Paris*, 1858.

des années, et pouvant par celà même être considérées comme des cures véritables.

Si les eaux d'Enghien ont une influence aussi bien déterminée dans la période de ramollissement, il n'en est pas de même dans la période d'invasion des tubercules : les eaux, par leurs propriétés stimulantes, ne font que hâter le ramollissement, et c'est à une tout autre médication qu'il faut recourir. Dans la troisième période, alors que le malade est en proie à la fièvre hectique, que les sécrétions générales sont de plus en plus troublées, si les eaux sulfureuses sont encore indiquées, ce n'est que pour soutenir les forces du malade et, tout en ranimant son espérance, retarder l'époque fatale.

Ce que nous venons de dire de la phthisie s'applique d'une manière bien plus efficace au traitement des maladies qui ne portent pas avec elles un germe de destruction. Ainsi, tout engorgement pulmonaire résultant de bronchite capillaire, de pneumonie chronique, tout abcès, toute vomique, cèdent parfaitement à l'action des eaux sulfureuses. C'est, selon la plupart des observateurs, à ces sortes de maladies qu'il faut attribuer en partie la guérison véritable des prétendues phthisies que l'on a signalées, car les médecins n'ignorent pas combien il est souvent difficile d'établir le diagnostic entre une pneumonie chronique suppurée et une excavation tuberculeuse, surtout lorsque l'on n'a pas soi-même assisté au début de la maladie, et si l'on est dépourvu de renseignements antérieurs.

3° *Pleurésie chronique.* — Les eaux d'Enghien sont

indiquées dans le traitement de la pleurésie chronique, non pas tant à raison de leurs propriétés spéciales sur l'appareil pulmonaire, comme dans les maladies précédentes, que par l'influence qu'elles exercent sur l'économie générale par leur vertu essentiellement reconstituante. C'est par la stimulation exercée sur la circulation, sur la peau et les diverses sécrétions que l'on parvient à obtenir la résolution des anciens épanchements (1).

4° *Syphilis*. — On connaît l'importance des eaux sulfureuses dans le traitement de la syphilis constitutionnelle; depuis longtemps il est établi que ces eaux servent de pierre de touche dans les cas de syphilis larvée.

Le traitement mercuriel le plus complet, tout en faisant disparaître les manifestations syphilitiques apparentes, laisse souvent dans l'économie un germe de maladie qui n'attend qu'une occasion pour se développer; c'est ce germe que les eaux sulfureuses tendent à éliminer. Combien de troubles dans la santé ne sont-ils pas dus à cette pernicieuse influence, et dont le malade ne parvient à se débarrasser complétement que par la médication sulfureuse? Sous l'influence de ce traitement, il se produit tantôt une manifestation sur la peau ou les muqueuses, tantôt une tumeur gommeuse, qui indiquent alors au médecin que le traitement a été insuffisant, et qu'il doit de nouveau recourir aux préparations antisyphilitiques.

(1) *Des eaux d'Enghien*, par C. de Puisaye. (Voir *Effets physiologiques*, p. 179 et suiv.

Si les eaux sulfureuses sont indiquées à titre de médication adjuvante dans la syphilis, elles le sont encore dans cette espèce d'état cachectique que laisse après lui le traitement mercuriel longtemps prolongé ; les eaux agissent ici comme dans la diathèse dont nous avons parlé précédemment, c'est-à-dire comme modificateur et reconstituant.

5° *Dermatoses*. — Les affections de la peau se présentent en très-grand nombre aux eaux d'Enghien ; celles sur lesquelles elles paraissent avoir le plus d'action sont en première ligne les diverses variétés d'eczéma, puis l'impétigo, l'acné, le pityriasis et le psoriasis.

La médication a d'autant plus d'influence, que ces maladies sont entées sur le tempérament scrofuleux ou lymphatique. Le mode d'emploi des eaux est pour beaucoup dans le succès, car, suivant le degré et la forme de la maladie, il faut employer soit le bain seul, soit le bain combiné avec la douche, soit la douche seule, à une température variable.

Les cas de guérison d'eczéma sont très-nombreux à Enghien. Nous y avons vu guérir des malades qui avaient fait usage sans succès d'eaux sulfureuses réputées plus actives. Il ne faudrait pas cependant s'abuser : ce n'est jamais à la suite d'une première saison que la guérison s'opère ; le plus souvent on n'obtient guère qu'une amélioration ; mais il est d'observation que les poussées eczémateuses deviennent de moins en moins fréquentes, et que le malade finit par en être complétement débarrassé.

6° *Rhumatisme*. Le rhumatisme, quand il est chronique, s'accommode également très-bien de la médication sulfureuse, pourvu que les douleurs soient vagues, errantes, et qu'il n'y ait aucune complication du côté du cœur. Nous ferons ici la même remarque relativement aux tempéraments scrofuleux ou lymphatiques, qui subissent bien plus favorablement l'influence des eaux sulfureuses que les tempéraments sanguins ou nerveux.

C'est surtout dans les rhumatismes de nature musculaire que l'on peut retirer un profit rapide des eaux d'Enghien, soit en bains, soit en douches. Si le rhumatisme est de nature dartreuse, s'il s'y mêle quelque influence goutteuse, les eaux ne tardent pas à produire, soit sur la peau, soit sur les articulations, les manifestations symptomatiques propres à ces deux diathèses ; comme pour la syphilis, elles sont dans certains cas une pierre de touche.

7° *Affections catarrhales.* — Sous ce nom, nous comprenons d'abord l'état catarrhal caractérisé par une disposition à l'hypersécrétion des muqueuses, avec ou sans altération, et portant successivement ou simultanément sur plusieurs organes à la fois ; puis les bronchites, pharyngites, trachéites et laryngites chroniques, enfin les métrites, vaginites, urétrites et cystites.

Il n'est pas de maladies dans lesquelles les eaux d'Enghien soient mieux indiquées ; sans dire qu'elles soient tout à fait spécifiques, on peut leur accorder une action toute spéciale. Il est rare, en effet, que ces affections ne soient, sinon radicalement guéries, au moins considérablement améliorées par la médication sulfureuse.

L'action des eaux d'Enghien sur les membranes muqueuses est telle, qu'au bout de peu de jours l'influence
est manifeste. C'est d'abord un léger redoublement qui
a une durée très-limitée, avec augmentation de la sécrétion, puis ensuite une diminution, en même temps que le
liquide destiné à la lubréfaction des surfaces tend à per-
dre son caractère morbide (1).

8° *Chlorose.* — *Anémie.* — Bien que les eaux d'Enghien ne contiennent que des traces de fer, elles sont
cependant utiles dans la chlorose et l'anémie. Dans ces
maladies, la médication sulfureuse ne doit être considé-
rée que comme un adjuvant utile au traitement ferrugineux ou tonique. Cependant nous devons dire que les
eaux d'Enghien combattent avec efficacité les diverses
névroses dues à l'altération du sang : ainsi, nous avons
vu des malades, ne pouvant supporter ni le fer ni le quin-
quina, tolérer parfaitement les eaux sulfureuses, et, à
l'aide de cette tolérance, se mettre en état de reprendre
avec succès le traitement ferrugineux ou tonique.

9° *Maladies diverses.* — Nous dirons, en terminant,
que les eaux d'Enghien sont encore efficacement employées dans une infinité de maladies locales, soit
qu'il s'agisse d'apporter une perturbation profonde dans
la masse de névroses trop fortement localisées (asthmes,
névralgies diverses), soit qu'il faille réveiller la sensibilité ou le mouvement dans des membres frappés d'iner-
tie (anesthésie, hémiplégie, paraplégie) (2).

(1) MM. de Puisaye et Leconte, ouvrage cité, p. 291 et suiv.
(2) C. de Puisaye, ouvrage cité, p. 373 et suiv.

Enfin, nous ne pouvons mieux faire, pour indiquer les maladies auxquelles les eaux d'Enghien peuvent convenir, que de transcrire ici les conclusions de M. le docteur de Puisaye, lesquelles sont déduites des nombreuses observations qu'il a recueillies, et qu'une expérience de plus de douze années n'a fait, nous a-t-il dit, que confirmer.

Les eaux d'Enghien conviennent :.

1° Dans les affections diathésiques et notamment dans les diathèses scrofuleuse, tuberculeuse, rhumatismale et herpétique; elles sont nuisibles ou pour le moins inutiles dans les diathèses goutteuse et cancéreuse.

Dans la diathèse syphilitique, les eaux d'Enghien agissent sur l'ensemble de la constitution, soit que celle-ci ait été profondément lésée par la maladie elle-même, soit par les moyens employés pour la combattre.

Quant aux syphilides proprement dites, les eaux sulfurées ont sur elles une action analogue à celle qu'elles ont dans les autres dermatoses.

2° Les eaux d'Enghien doivent être classées au premier rang dans le traitement des affections catarrhales, telles que la bronchite, la laryngite et les diverses espèces de pharyngites chroniques; elles ont une action efficace sur la sécrétion morbide, qu'elles tendent d'abord à modifier, puis à faire disparaître.

Dans d'autres affections catarrhales, telles que celles du tube intestinal, de la vessie, du vagin, dont la sécrétion, par son abondance, porte atteinte à la constitution, c'est sur les fonctions générales et principalement sur

les phénomènes de nutrition que les eaux sulfurées diri-
gent toute leur action.

3° La médication sulfurée convient dans ces troubles
fonctionnels généraux que déterminent la chlorose,
l'anémie, et dans certains autres états pathologiques où
prédomine l'élément scrofuleux ou lymphatique.

4° Dans les engorgements chroniques du corps ou du
col de l'utérus, les eaux sulfurées ne sont applicables
qu'autant qu'elles sont administrées sous forme de douches révulsives.

5° Les eaux d'Enghien sont efficaces dans les névroses qui attaquent les fonctions de nutrition et qui,
par conséquent, réagissent d'une manière fâcheuse sur
l'état général ; quant à celles qui portent spécialement
sur la sensibilité ou le mouvement, on n'obtient des résultats favorables qu'en les attaquant par la méthode
perturbatrice.

6° Les eaux d'Enghien trouvent encore leur applica-
tion dans certaines maladies locales où une stimulation
est indiquée ; dans celles aussi qui, par leur durée, in-
fluent sur la santé générale, et dont la cause initiale
peut être rapportée à une des diathèses précédemment
indiquées.

Nous dirons, en terminant, que l'établissement d'Enghien vient de s'enrichir d'une nouvelle source ; qu'elle
a été découverte dans le lac au moment où il était à sec
à l'occasion de la pêche. Cette source a été captée par
les soins de M. François, ingénieur en chef des mines,
et M. Sabatier, ingénieur civil. Elle a été examinée,

le 3 mars 1862, par MM. de Puisaye et Leconte; l'essai qui en a été fait par ces deux observateurs a donné 154 divisions au sulfhydromètre pour un litre d'eau. Un essai comparatif, fait le même jour sur la source de la Pêcherie, la plus riche jusqu'alors des sources d'Enghien, n'a donné que 100 divisions pour la même quantité d'eau.

La richesse sulfureuse de la source nouvelle est donc incomparablement supérieure à celle de la Pêcherie et à toutes celles des Pyrénées. Son rendement est de 86,000 litres par vingt-quatre heures.

Enghien-les-Bains est situé dans la vallée de Montmorency, à peu de distance de Paris. Son lac, ses belles campagnes, ses sites délicieux, font d'Enghien une résidence des plus attrayantes.

Loin d'être redoutable pour les malades et la population, le voisinage du lac est bienfaisant; les vapeurs et les émanations sulfureuses qui s'en échappent aident à la guérison et conservent la santé.

En dépit de quelques préjugés, le climat d'Enghien est des plus salutaires. Les enfants, surtout, y jouissent d'une excellente santé; malades, ils s'y rétablissent d'une façon merveilleuse.

A Enghien, proportion calculée, la mortalité est infiniment moindre que dans les localités qui environnent Paris. Elle est même loin d'atteindre la moyenne indiquée par les tables de mortalité.

En effet :

La population normale, en 1855, était, à

Enghien, de. 480

- La population flottante, pendant six mois d'été et pendant la saison des bains qui attirent les malades, était, en moyennne, de. 2,000

En 1861, la population normale s'est élevée à 804

La population flottante s'est élevée à . . . 3,000

Dans cette période, les décès, tant dans la population normale que dans la population flottante, à partir de l'âge de 1 an, se sont élevés à 74, répartis de la manière suivante :

De 1 à 5 ans. 7

5 à 10 ans. 1

10 à 15 ans. 1

15 à 20 ans. 4

20 à 30 ans. 9

30 à 40 ans. 4

40 à 50 ans. 11

50 à 60 ans. 10

60 à 70 ans. 17

70 à 80 ans. 9

80 à 90 ans. 1

TOTAL ÉGAL 74

La conclusion à tirer de cette statistique est donc celle-ci : *Enghien, par sa situation, est un pays exceptionnellement sain.*

Partout les marais ont disparu et ont été remplacés

par de délicieuses habitations. Des routes magnifiques sillonnent les environs d'Enghien, et de spacieuses avenues forment aujourd'hui les rues de ce charmant pays.

Le lac, encaissé, circonscrit par toutes les propriétés qui le bordent, est toujours beau et limpide; et, malgré sa grande étendue, ses eaux sont courantes et vont alimenter la vallée et lui donner cette splendide végétation qui est l'un des attraits du pays.

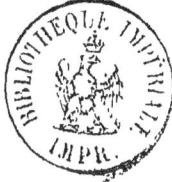

4864 — Paris, imp. de Jouaust père et fils, rue Saint-Honoré, 338.

www.ingramcontent.com/pod-product-compliance
Lightning Source LLC
Chambersburg PA
CBHW050422210326
41520CB00020B/6711